AF495696

MÉMOIRE

SUR

L'HYDROPHOBIE,

OU

JOURNAL DE L'HOPITAL DE BURLAY,

DANS LEQUEL SE TROUVENT LES RÉPONSES AUX QUESTIONS ADRESSÉES A L'AUTEUR, PAR PLUSIEURS MÉDECINS QUI ONT ÉCRIT SUR LA RAGE; ET TERMINÉ PAR LE PARALLÈLE LE PLUS FRAPPANT DES INSTITUTIONS JUDICIAIRES ET MÉDICALES DE LA FRANCE.

PAR M. MAGISTEL, D. M.

DEUXIÈME ÉDITION.

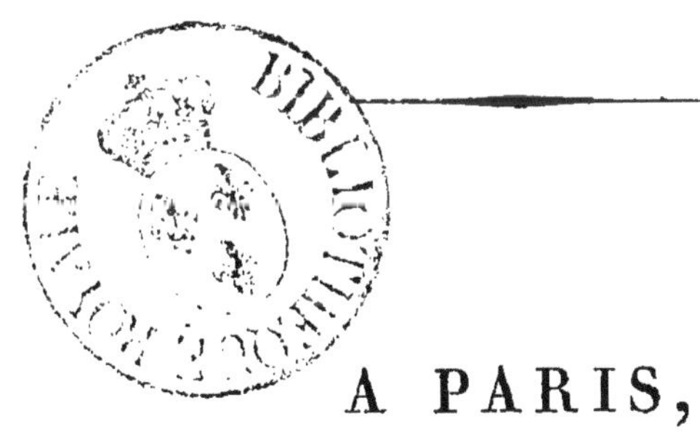

A PARIS,

CHEZ COMPÈRE JEUNE, LIBRAIRE,
RUE DE L'ÉCOLE DE MÉDECINE, N° 8.

1824.

MÉMOIRE

SUR

L'HYDROPHOBIE,

OU

JOURNAL DE L'HOPITAL DE BURLAY,

AVEC UN AVIS AUX AMATEURS DE CHIENS.

~~~~~~

Événement arrivé dans les arrondissemens de Saintes et de Marennes.

Le 12 octobre, sur les trois heures du soir, un loup enragé (1) attaque, sur la commune de Saint-Thomas-des-Bois, un troupeau de brebis.

Sur les quatre heures, il attaque les nommés Boutin et Boniot, qui travaillaient à la terre, commune de Burlay. Le combat est long et opiniâtre ; les deux braves, armés de leurs outils, se défendent ensemble avec courage et intrépidité : Boniot est mordu au bras.

Sur les quatre heures et demie, même commune de Burlay, il se jette sur les deux sœurs

---

(1) C'est par erreur que le Journal général de médecine a dit, page 356, *un chien enragé.*
~~~~~~

Aimard, qui pacageaient leurs brebis, saisit la plus jeune à la gorge, la traîne plus de trente pas ; déchire presque toute la tête de l'aînée. Leur père, qui travaillait dans le voisinage, averti par leurs cris, vole au secours, attaque le loup et le combat. L'animal le saisit au bras gauche et lui fait une ample blessure.

De suite, ce féroce animal se porte à la Marboire, commune de Saint-Sulpice, demi-lieue de Burlay, déchire chiens et brebis ; les sœurs Combaud défendent leur troupeau, le loup les attaque ; un enfant de huit ans, leur frère, accourt, saisit le loup par une patte ; le père Combaud volé à ses trois enfans, combat le loup ; Georget, leur voisin, ancien militaire fort intrépide, s'arme d'une levier, vole au combat, terrasse l'animal, en est terrassé, offre le bras gauche à son cruel ennemi, le combat vigoureusement avec le droit, et parvient à le mettre en fuite : tous sont horriblement blessés : il était six heures.

Demi-heure après, le loup retourne sur ses pas, rencontre sur la grande route de Pont-l'Abbé, commune de Saint-Sulpice, dans un lieu désert, Brassaud monté sur une mule, une autre le suivait : les mules font des sauts, ronflent, s'agitent ; Brassaud inquiet regarde de toutes parts, voit un loup qui le suit pas à pas, tapage, s'agite, fait claquer son fouet pour épouvanter le loup ; l'animal, sans s'émouvoir, suit ; les mules s'agitent davantage ; Brassaud n'en est plus maître, craint de tomber, descend, fait de tout pour faire peur à son ennemi; le loup l'attaque : le combat est affreux, dure près de demi-heure; ils se battent corps à corps; l'animal, toujours debout sur ses pattes de derrière, le renverse par terre; tantôt l'homme dessous, tantôt le loup, se terrassent l'un et l'autre, se relèvent, se renversent; enfin le loup terrasse Brassaud, lui engoule la figure; Brassaud de ses deux mains saisit ses deux mâchoires, entr'ouvre sa gueule, se dégage, se relève; l'animal, écumant de rage et de fatigue, lâche sa proie, disparaît; l'infortuné Brassaud nage dans son sang, ses vêtemens, en lambeaux, restent sur le champ de bataille; il se dirige à pied vers sa demeure; bientôt la faiblesse le force de remonter sur sa mule; il gagne à peine sa maison. Ce récit est mot à mot de Brassaud.

Le lendemain matin, le loup étrangle la femme Loquet, mère de quatre enfans, sur la commune de Nancras; met en lambeaux la femme Boursaud, sur la commune de Sainte-Gemme; blesse M. de Bluchard, maire du Gua; la femme Gautier, la fille Geay, le nommé Hervé, tous sur la commune du Gua. Le brave Mesnard, avec quelques camarades, se met à la poursuite du loup et le rencontre sur la commune de Saint-Blanceau. L'animal s'élance sur son adversaire, qui lui tire un coup de fusil à bout touchant; il tombe expirant sur Mesnard, le mord à la figure, et sur-le-champ est assommé par tous les chasseurs. Fiers de leur triomphe, ils le portent en trophée au Gua, à Saujon, etc. Mesnard le dépouille et en promène la peau jusqu'à Saintes. Le dernier théâtre de carnage est à quatre lieues de celui de la veille.

Ainsi tous les malades ont été blessés un samedi, à leurs travaux, par un temps chaud. Les autres ont été blessés le dimanche au matin, par un temps frais.

Désigné par un arrêté de M. le sous-préfet de Saintes, pour porter des secours à ces malheureuses victimes, répandues sur les communes de Saint-Porchaire, Saint-Sulpice, Burlay, Romegoux, je réunis chez moi MM. Metayer et Viauld, et nous convenons ensemble que la cautérisation des plaies aura lieu sur-le-champ; que les pustules, annoncées par le traitement russe, seront soigneusement observées et ouvertes avec une aiguille rouge; que la tisane de sommités fleuries de genet sera l'unique boisson. De suite je fais les préparatifs nécessaires pour combattre, dès son principe, ce mal affreux. Aussitôt ma commission expédiée, je pars, et, sur le midi, j'arrive à la Voselle, commune de Saint-Porchaire, à trois lieues de Saintes, domicile de l'infortuné Brassaud. J'envoie un exprès chercher MM. Bron et Massiou.

Rapport des Blessures.

Brassaud (François), meunier, père de quatre

enfans, âgé de trente-sept ans, blessé à 7 heures du soir, vêtu en entier.

Cinq plaies aux doigts de la main gauche.

Un trou à la partie externe moyenne du bras droit; un pouce et demi de profondeur.

Un trou à la partie interne moyenne du même bras; un pouce de profondeur.

Un trou à la partie antérieure de l'omoplate droite, deux pouces de profondeur.

Deux dentelures à la même omoplate, deux pouces de longueur.

Deux trous au sein droit, avec une forte dentelure; deux pouces de profondeur.

L'oreille droite entièrement enlevée.

La tempe droite toute déchirée.

Deux dentelures à la lèvre supérieure.

Le nez coupé transversalement par le milieu.

Presque toute l'orbite droite détruite, avec grande perte de substance.

Le globe de l'œil, à nu, ne tient que par le nerf optique, et un peu supérieurement, on voit jusqu'au fond de l'orbite.

Plusieurs dentelures sous la mâchoire inférieure.

Cautérisé le 14, quarante-cinq heures après l'accident.

Total, vingt-deux plaies.

Combaud (Pierre-Ambroise), père de six enfans, âgé de cinquante-trois ans, blessé à six heures du soir, en gilet sans manches.

Deux trous à la partie interne moyenne de l'avant-bras gauche, du *radius* au *cubitus ;* ils communiquent ensemble.

Cautérisé le 14, quarante-sept heures après l'accident.

———————

Combaud (Marie-Anne), âgée de quinze ans, blessée à la même heure, en gilet.

Un trou à la partie postérieure et supérieure du bras gauche ; trois pouces de profondeur.

Un trou à la partie inférieure interne du même bras, dirigé vers le premier ; six pouces de profondeur.

Un trou derrière l'oreille droite, partie inférieure ; deux pouces de profondeur.

Un trou devant la même oreille, partie inférieure ; même profondeur.

Une dentelure au pavillon de la même oreille.

Un trou à la partie postérieure droite du col ; un pouce de profondeur.

Cautérisée à la même heure.

———————

Combaud (Pierre), âgé de huit ans, blessé à la même heure ; vêtu.

Deux trous à l'angle externe de l'œil gauche, à un pouce de distance, se communiquent.

Un trou à la partie postérieure moyenne de l'omoplate gauche ; deux pouces de profondeur.

Trois dentelures à la même omoplate.

Un trou, avec déchirure, à la partie supérieure externe du bras gauche; deux pouces de profondeur.

Deux dentelures par-dessus.

Un trou, avec déchirure, à la base du pouce droit.

Un trou à la commissure de l'index et du médius droit; un pouce de profondeur.

Une dentelure à la base du médius droit.

Cautérisé à la même heure.

———

Combaud (Marie-Magd.), âgée de vingt-sept ans; blessée à la même heure; vêtue.

Un trou à la partie moyenne interne du bras droit.

Un trou à la partie inférieure postérieure du bras droit, se communiquent.

Deux trous larges à la partie moyenne postérieure du même bras; deux pouces de profondeur.

Une dentelure au-dessus de ce trou.

Un trou large à la partie moyenne postérieure de l'omoplate droite; deux pouces de profondeur.

Un trou à la partie supérieure du bras gauche.

Un trou à la partie moyenne du même bras, se communiquent.

Une forte dentelure sur la clavicule gauche; trois pouces de longueur.

Une large fente pénétrante dans la bouche,

s'étend de la commissure gauche de la bouche jusqu'au col, en traversant tout le menton.

Tout le contour de l'orbite droite fendu.

Une dentelure à l'angle externe du même œil.

Une large fente traverse la pommette droite.

La partie inférieure du cartilage de l'oreille droite enlevée.

Une vaste plaie, avec grande perte de substance, enlève les trois quarts de la joue droite, et descend jusqu'au col.

Cautérisée à la même heure.

Ces trois derniers, frère et sœurs, sont enfans de Combaud (Pierre-Ambroise), blessé avec eux.

Aimard (Jh.), âgé de soixante-un ans, père de deux filles, blessé à cinq heures, en gilet sans manches.

Une vaste plaie, avec grande perte de substance à la partie interne supérieure du bras gauche; trois pouces de largeur, cinq de longueur.

Cautérisé le 15 au matin, soixante-quatre heures après l'accident.

Aimard (Marie-Anne), âgée de dix-huit ans, blessée à la même heure; vêtue.

Une large plaie à l'angle antérieur inférieur

du pariétal droit, avec dénudation de l'os; trois pouces de longueur.

Une plaie triangulaire à l'angle antérieur supérieur du même pariétal; trois pouces de longueur.

Une plaie semi-lunaire, avec lambeaux, à la partie latérale supérieure gauche de la tête, avec dénudation de l'os; cinq pouces de longueur.

Ces trois plaies pénètrent de toutes parts sous le cuir chevelu.

Le cautère a passé partout dans les excavations.

Cautérisée à la même heure.

———

Aimard, sa sœur, âgée de quinze ans; entièrement vêtue.

Une plaie, avec perte de substance, descend de la partie antérieure supérieure de l'oreille droite, jusqu'au col.

Un trou à la partie supérieure droite du col; un pouce de profondeur.

Un trou à la partie inférieure droite du col; un pouce de profondeur.

Une longue dentelure près le premier trou.

Trois dentelures des deux côtés du menton.

Un trou à l'angle gauche du maxillaire.

Deux trous à la partie moyenne externe du bras droit, qui passent au travers du bras.

Cautérisée à la même heure.

———

Georget, ancien militaire, père d'un enfant; en chemise.

Cinq trous, avec larges déchirures, à la partie supérieure externe de l'avant-bras gauche.

Deux trous, avec déchirures triangulaires, à la partie moyenne postérieure du même avant-bras.

Un large trou, avec déchirure, à la partie moyenne interne du même avant-bras.

Les trous traversent en tout sens.

Cautérisé le 14 octobre, cinquante heures après l'accident.

Bonniot (Jacques), trente-cinq ans; en chemise.

Deux trous à la partie supérieure antérieure du bras droit.

Cautérisé le 16 au matin, quatre-vingt-huit heures après l'accident.

Tous, excepté le petit Combaud, ont supporté la cautérisation avec un courage surprenant. Brassaud, Georget, Aimard l'aînée ont déployé une bravoure sans exemple.

Blessés du 13.

La femme Boursaud, de Sainte-Gemme, blessée le lendemain 13 octobre, âgée de cinquante ans (articles communiqués par M. Renaudin), qui l'a vue trois heures après l'accident.

Douze plaies permettaient à peine de reconnaître une figure humaine.

Une vaste plaie laissait à découvert une portion du coronal, des pariétaux, des temporaux, de l'occipital ; le cuir chevelu avait disparu.

La joue droite tombait en lambeaux, et le menton était à nu.

Une plaie transversale, de trois pouces de longueur, à la gorge, à gauche.

Le coude gauche dépouillé et l'articulation rongée.

Les mains traversées en plusieurs endroits.

———

La femme Gautier, du Gua, âgée de vingt-quatre ans.

Une très-légère blessure un peu au-dessus de l'angle externe de l'œil gauche.

———

La fille Geay, âgée de vingt-deux ans, du même lieu, vêtue de gros jupons et bas de laine.

Deux plaies au bras gauche.

Deux à la jambe droite.

———

Mesnard, du Gua, âgé de vingt-huit ans, celui qui a tué le loup.

Une plaie à la joue gauche, un pouce d'étendue, cinq lignes de profondeur.

———

M. de Bruchard, maire du Gua, vêtu de gros habits de drap.

Deux plaies à l'avant-bras gauche.

———

Hervé, du Gua, vêtu comme le précédent.

Deux petites plaies au bras droit divisaient à peine les tégumens.

———

Sur-le-champ Mesnard se rend chez M. Renaudin, pour se faire cautériser.

M. Senné, docteur médecin, arrive et conseille la cautérisation.

M. Renaudin *croit plus prudent de ne pas l'employer*.

———

Le malheureux Mesnard a recours à un officier de santé de Nancras pour être cautérisé, ce qui retarde l'opération ; Nancras est à une lieue du Gua.

Tous les blessés de cette journée sont de l'arrondissement de Marennes, et restent abandonnés aux soins de M. Renaudin, qui refuse de les cautériser ; toutes leurs plaies étaient cicatrisées le douzième jour.

Je passai la nuit du 15 au 16 octobre à faire une note succincte des blessures de ces malheureux, pour l'envoyer à M. le sous-préfet. Frappé de cet horrible tableau, il part sur-le-champ, vole à mon secours, et, parcourant avec moi, mes confrères et plusieurs maires, les chaumières de ces infortunés, il trouve dans le même lit les deux sœurs Combaud ; le père et l'enfant, couchés avec la mère ; tous les cinq dans la même chambre : les deux sœurs Aimard couchées ensemble; le père avec sa femme, tous les quatre dans la même chambre; tous dans l'impossibilité de faire autrement.-

A l'instant M. le sous-préfet distribue des secours pécuniaires à chaque famille, et arrête que, sans délai, il sera préparé un local à Burlay pour les recevoir tous. Tous sont enchantés de cette nouvelle, et se font un bonheur de s'y rendre.

Cet établissement éprouvant quelques difficultés, j'adresse à M. le sous-préfet la lettre suivante, le 18.

« MONSIEUR,

» Sera-t-il donc réservé à la France de donner, la première, le spectacle inouï de deux sœurs hydrophobes, menacées de se dévorer entre elles dans le même lit! D'un père hydrophobe, menaçant de dévorer son enfant dans le lit qui l'a vu naître! D'un mari hydrophobe, menaçant de dévorer sa femme dans la couche nuptiale! C'est donc là le sort épouvantable qui attend irrévocablement tant de braves victimes qui ont volé, avec la plus noble audace, au plus affreux des combats, pour terrasser un monstre qui dévorait hommes, femmes, enfans!....... »

De suite M. le sous-préfet arrive à Burlay, et, de concert avec MM. les maires Allard et Fragneau, tous rivalisent de zèle, et dans le jour un hôpital est établi à Burlay, les lits dressés, l'ameublement rendu.

Le lendemain, pendant que j'étais auprès de Brassaud, les malades, accompagnés de leurs maires et de M. Massiou, se rendent, de gaieté de cœur, presque tous à pied, à leur hôpital, en bénissant leurs magistrats et le bon roi qui leur sert de modèle.

Troisième jour, 14 octobre, quarante-cinq heures après l'événement

A mon arrivée à la Voselle, chez Brassaud, je lui demande :

Que vous a-t-on fait?

R. Mon chirurgien m'a pansé.

D. Comment?

R. Il a brûlé toutes mes plaies.

D. Avec quoi?

R. Avec de l'eau forte.

D. De quelle manière.

R. Avec une plume.

D. A-t-il sondé vos plaies?

R. Non.

D. Aucune?

R. Aucune.

M. le maire lui donne lecture de ma commission. Je remercie M. le sous-préfet, dit Brassaud, et consens à tout.

Deux femmes se chargent de faire rougir six aiguilles, faites exprès, pendant que je sonde toutes les plaies. Je m'assure de leur profondeur et direction. Le chirurgien est absent. La dureté des escarres me retarde beaucoup.

Toutes sont cautérisées au fer rouge, avec la plus grande précaution, excepté celles de la figure que je cautérise avec l'acide sulfurique.

Je prescris pour boisson une décoction de genet, et pars pour la Marboire.

Brassaud a souffert la cautérisation avec le plus grand calme; il est sans fièvre, sa langue belle, sans pustule.

A la Marboire, commune de Saint-Sulpice, à cinq heures du soir.

Je trouve le chirurgien occupé à cautériser, avec l'acide nitrique, les plaies de la figure de la fille Combaud aînée; cela fait, il me dit qu'elle a d'autres plaies : les avez-vous sondées? non; veuillez les sonder? sondez vous-même, dit-il. Je les sonde, toutes sont profondes : cette fille a plusieurs cicatrices de scrofules.

Je sonde successivement les plaies de Combaud père, Combaud fils, Combaud la plus jeune.

Tous sont cautérisés comme Brassaud.

Georget, voisin, vient chez Combaud et subit le même traitement.

Point de fièvre, point de pustules, même boisson. Il est huit heures.

Quatrième jour, 15 octobre. — Au Papillon, commune de Romegoux, à huit heures du matin.

MM. Massiou, Douville, Merlet, adjoint de Burlay, sont présens.

Le père Aimard et ses deux filles sont blessés.

Toutes les plaies sont sondées et cautérisées de la même manière. Celles de la fille aînée, quoique à la tête, sont cautérisées au fer rouge, avec la dernière exactitude; on panse avec le styrax.

Même boisson. Ces gens sont tristes.

Avant notre arrivée, les mouches avaient été appliquées sur toutes les plaies, par M. Bron. Ils avaient eu chacun deux frictions mercurielles, auxquelles on a renoncé de suite.

A la Voselle; il est midi.

On scarifie toutes les escarres, on panse avec le styrax; à la figure on ajoute de la charpie imbibée d'eau de Cologne. Belle langue.

Grand calme, pleine sécurité; point de fièvre, point de pustules.

M. Clémot, premier chirurgien de l'hôpital de la marine de Rochefort, arrive et approuve tout.

A la Marboire; quatre heures.

Même pansement, même sécurité, mêmes langues.

Le lendemain de mon arrivée, je souffrais impatiemment les cheveux des filles Combaud, flottans sur leurs plaies : je blâme M. Douville de ne les avoir pas coupés de suite, et à l'instant je coupe ceux de la plus jeune ; l'aînée s'y refuse, soutenue par Douville.

Après le pansement, je parle en particulier à M. Douville, en présence de M. Massiou, et lui dis qu'il était dangereux et honteux de souffrir ces cheveux, qu'au premier pansement j'entendais que tout fût coupé. Le lendemain, même difficulté, je les coupe moi-même.

Les plaies n'avaient pas été lavées ; une croûte de sang cachait, à l'angle intérieur de l'œil droit, une plaie non cautérisée.

Tous sont à un bon régime ; beaucoup de lait, point de vin.

Cinquième jour, 16 octobre. — A Burlay, huit heures du matin.

Je me fais présenter le nommé Bonniot, qui se croyait exempt de traitement par la légèreté de ses blessures. Avec le bistouri j'ouvre les tégumens d'un trou à l'autre et à leur profondeur, et je cautérise comme les autres. Il est libre de vaquer à ses affaires. La cautérisation me paraît suffisante pour le mettre à l'abri de tout danger.

Au Papillon, neuf heures ; en présence du Maire.

Tout est scarifié et pansé comme ailleurs, et lavé avec la tisane.

Le vieux Aimard a la fièvre depuis 15 jours. Sa fille aînée l'a eue cette nuit, sa tête n'est pas enflée. La cadette ne souffre pas, et sa tête est enflée, sans fièvre.

Tous sont tristes, parlent peu, sans appétit, rien aux langues. Les plaies sont humides. L'usage des épingles est banni des pansemens. Tout est cousu.

La tisane était légèrement alcalisée; elle ne l'est plus qu'à la Voselle.

A la Voselle, midi.

Scarifié, pansé comme hier : plaies du corps un peu humectées; celles de la figure sèches; toutes lavées avec la tisane : rien à la langue.

A la Marboire, trois heures.

Même pansement. Toutes les plaies sèches. Beaucoup de gaieté.

Sixième jour. 17 octobre, au Papillon.

Suppuration établie, même pansement, rien aux langues.

A la Voselle, midi.

Très-bien. S'occupe de ses affaires. Rien à la langue.

A la Marboire, quatre heures.

Plaies humides au corps seulement. Chaque fille a une pustule cristalline sous le côté gauche de la langue. Cautérisées de suite. Gargarisme avec la tisane.

Georget a la fièvre, il est triste, son bras est enflé. Plaies humides. Rien à la langue.

M. le Sous-Préfet a vu tous les malades avec nous.

Au Papillon, toujours tous au lit : à la Voselle, quelquefois : à la Marboire, jamais.

Septième jour, 18 octobre. Au Papillon, neuf heures.

Le père est bien, sa fille cadette bien, mais la tête pesante ; l'aînée ne peut boire, mange à peine.

Tous un peu de fièvre ; suppuration abondante ; belle langue.

A la Voselle, onze heures.

Parfaitement bien ; bonne suppuration ; même langue.

A la Marboire, deux heures.

Georget mieux ; grande suppuration.

Le père Combaud et son fils ont la fièvre ; plaies douloureuses.

Les deux filles sont bien ; peu de suppuration, surtout à l'aînée ; plaies de la face sèches. Rien aux langues.

Huitième jour, 19 octobre. Au Papillon, neuf heures.

Tous mieux ; bonne suppuration ; la petite baisse toujours la tête ; moiteur à l'aînée.

2*

A la Marboire , onze heures.

Georget bien ; tous les autres ont la fièvre. Rien aux langues.

A la Voselle , une heure.

Parfaitement ; rien à la langue. M. le Sous-Préfet est venu aujourd'hui organiser l'hôpital.

Neuvième jour , 20 octobre. Au Papillon , neuf heures.

Très-bien ; grande suppuration ; tristes ; rien aux langues. Rendus à Burlay , à pied.

A la Voselle , midi.

Bonne contenance ; plaies toutes sèches ; rien à la langue.

A l'hôpital de Burlay.

Les malades de la Marboire sont arrivés à deux heures, sans accident ; les deux hommes à pied, les autres en charrette ; tous contens ; un peu de fièvre ; la Combaud aînée souffre , toutes ses plaies sont sèches.

Dixième jour , 21 octobre. A l'hôpital , sept heures.

Georget et les Combaud , tous gais , contens ; les Aimard toujours tristes ; toutes les plaies suppurent, excepté celle de la joue de la Combaud ; toujours sèche , malgré la profondeur des scarifications. Point de pustules.

A la Voselle.

Très-bien ; bonne contenance ; belle langue.

Onzième jour , 22 octobre. A l'hôpital.

Depuis hier , nous pansons deux fois par jour ; belle suppuration. Une pustule blanche à la jeune Combaud, sous la pointe de la langue ; une pustule blanche à Aimard l'aînée , sous le côté gauche de la langue.

Deux Sœurs Hospitalières de Saintes , sont arrivées avec madame la Supérieure ; les malades en sont enchantés ; tous bien.

A la Voselle.

Deux pustules sous la partie gauche de la langue , une autre sous la pointe ; cautérisées de suite ; forte fièvre ; suppuration abondante.

A l'hôpital, au soir.

Tous sont bien : l'ordre règne partout ; tisane, nourriture, etc. ; tout est réglé.

Douzième jour , 23 octobre. A l'hôpital.

La jeune Combaud a la fièvre ; une pustule au père Combaud, une à ses deux filles ; excepté la jeune Combaud, tous sont bien.

A la Voselle.

Brassaud a la fièvre ; deux pustules.

A l'hôpital , au soir.

Tous sont allés en promenade : toutes les plaies suppurent, à la réserve seule de la joue de la Combaud aînée.

M. le Sous-Préfet est venu les voir.

Treizième jour, 24 octobre. A l'hôpital.

La jeune Combaud n'a presque plus de fièvre, tous sont gais ; une pustule au père Combaud, une à Aimard l'aînée; le père Aimard , faible et toute la vie frileux, est mis au vin.

A la Voselle.

La fièvre de Brassaud n'est presque rien ; une pustule.

MM. Viauld et Métayer sont venus voir tous les malades. M. Clémot vient souvent.

Quatorzième jour , 25 octobre. A l'hôpital.

La jeune Combaud est mieux; le vieux Aimard et Combaud ont la fièvre, et chacun une pustule; la suppuration est belle et abondante; l'escarre de la joue de la Combaud commence à s'humecter; je lui cautérise un bouton pustuleux à la lèvre inférieure.

Le père Combaud est mis au vin ; tous sont en promenade.

Les filles étaient toutes bien à l'heure de l'accident. La petite Aimard ne peut lever la tête.

A la Voselle.

Rien à la langue. Très-bien. C'est lui qui a eu, le dernier, la fièvre de suppuration; la jeune Combaud et sa sœur, des dernières; Georget le premier.

Quinzième jour , 26 octobre.

Tout l'hôpital est sans fièvre , pour la première fois. Au père Aimard deux pustules qui se touchent ; une à Georget ; une à Aimard l'aînée. La plaie de la Combaud suppure bien.

Il est impossible de bien voir les langues de la Combaud aînée et de la petite Aimard. Elles ne peuvent ouvrir la bouche; elles se gargarisent avec la tisane quatre fois par jour. Tous au vin.

A la Voselle.

Brassaud inquiet, a la fièvre; toutes ses plaies sont douloureuses; il a une pustule qui s'ouvre au moindre contact, et fournit une humeur blanche, gluante. Gargarisé et cautérisé de suite.

Seizième jour , 27 octobre.

Point de pustules à l'hôpital. La petite Aimard triste, abattue , a la fièvre et des douleurs dans tout le corps; ses plaies et sa figure sont animées.

A la Voselle.

Hier soir , à neuf heures, l'hydrophobie s'est déclarée. Cinq heures du matin, il demande de le guérir ; regard vif , hagard; tous ses membres sont convulsés. L'alarme est à la maison.

A midi, ses parens, conseillés par M. Douville, lui préparent, malgré moi, un breuvage prétendu spécifique. Un ami lui présente ; son courage le force d'en prendre deux cuillerées, qu'il semble lancer jusqu'à l'estomac , plutôt qu'avaler. Tout cela se fait avec une violence et des frémisse-mens d'horreur qu'il est impossible d'exprimer. *C'est un breuvage de bœuf,* s'écrie-t-il , *la mort !*

M. Métayer, présent, partage mon indignation.

Il vomit avec des efforts incroyables ; crache sans cesse et avec violence ; son agitation est inconcevable ; il paraît toujours s'élancer hors du lit. Cet état dure jusqu'à onze heures de la nuit. Il dit qu'il entre en fureur, demande d'être attaché. M. Massiou lui propose le gilet de force (1) ; il l'accepte et l'endosse lui-même , avec sa fermeté ordinaire, en disant : *Que n'ai-je été dévoré par le loup !*

Dix-septième jour. A la Voselle.

Toute la nuit horriblement agité : à deux heures, il a totalement refusé de boire. Cette agitation effrénée a duré jusqu'à trois heures. Un accablement rapide et le plus absolu silence ont conduit à quatre heures , et le calme a présidé à cette cruelle fin.

Il a toujours évité de cracher sur les personnes ; n'a point voulu mordre ; a conservé son héroïque intrépidité. Le vomissement n'a cessé qu'avec la vie.

---

(1) C'est un gilet de toile , lacé par derrière , dont les deux manches sont cousues ensemble par les bouts.

(25)

Le sieur Douville est remercié ; le jeune Réjou
le remplace.

La petite Aimard est plus mal , fièvre plus
forte , figure toute en feu , tristesse , inquiétude ,
salivation abondante.

La Combaud aînée est mal; elle a un grand
dévoiement ; beaucoup de mal à la tête ; pleure
par fois ; plaies rouges , très-sensibles ; à l'oreille
et la tempe , près sa grande plaie , se décou-
vrent deux boutons parfaitement semblables aux
pustules de la langue , qu'elle refuse , avec violence , de laisser cautériser. Un peu de fièvre.

Tous les autres sont tristes et rêveurs. Messieurs Viauld et Métayer présens.

Dix-huitième jour , 29 octobre.

A minuit la petite Aimard est très-mal. Forte
fièvre , mouvemens perpétuels , horripilations
violentes , salivation continuelle , vomissement,
horreur de l'air et de l'eau. Elle dit son nez
bouché , qu'elle étouffe; fait fermer portes et
fenêtres. Ses plaies sont belles et suppurent bien.
Elle tourne le dos aux ouvertures , et s'agite à
leur moindre mouvement.

A dix heures , je vais chez Brassaud, pres-
crire les mesures de précautions à prendre
en pareil cas. A une heure je suis à l'hôpital.
En mon absence on a mis le gilet de force à la
petite Aimard. Cette malheureuse me sollicite ,

par les plus vives supplications, de lui ôter, et me promet toute soumission. Malgré les observations des Sœurs et de tous les assistans, je l'aborde tout seul, lui ôte le gilet et reste à son côté, jusqu'à la fin de l'accès; le calme se rétablit.

L'hydrophobie se déclare sur la Combaud aînée; triste, abattue, calme, retirée dans un coin; horreur commençante de l'air et des liquides; par fois des secousses violentes; elle demande de l'eau; je lui présente moi-même le vase; elle ne peut ni le regarder ni l'approcher de sa bouche; elle détourne la tête pour le prendre, sans le voir; l'horreur est la même; elle trempe, en frémissant, son doigt dedans, et s'humecte ainsi la langue. Elle me remercie.

Elles sont encore toutes les deux libres, mais séparées de salle.

Une pustule à la Combaud jeune.

Dix-neuvième jour, 30 octobre.

Six gardes veillent. Le commencement de la nuit est calme; à une heure après minuit je parcours les salles; Aimard est agitée, mais sans violence; sa mère est auprès d'elle; la Combaud est tout-à-fait tranquille.

Deux heures après minuit arrive M. le Sous-Préfet, que j'avais instruit de tout; il est accompagné de M. de Jalais, lieutenant de la Gendarmerie ; MM. Viauld et Métayer. Le reste de la nuit se passe à trouver le moyen de placer hors de l'hôpital les hydrophobes ; une petite maison vis-à-vis est destinée à cet effet.

Ces messieurs veulent, par eux-mêmes, reconnaître l'hydrophobie ; je les conduis auprès des deux filles, auxquelles je présente un vase, une cuiller, de l'eau, un miroir ; ces objets font sur ces malheureuses des impressions d'horreur dont ils étaient loin de se douter, et que rien ne peut exprimer : il faut voir pour s'en faire une juste idée.

A dix heures, je prends la petite Aimard sous les bras, par derrière ; je la descends de sa chambre, en reculant ; même dans l'escalier nous reculons aussi ; je la conduis à l'infirmerie, en traversant la grande route, toujours en reculant, elle le demande ainsi pour que l'air la fatigue moins ; le trajet est court, et cependant l'agitation de la malade est extraordinaire.

A une heure l'accès redouble ; sa mère la garde ; elle me fait demander, chasse sa mère, ne veut plus la voir, me prie de m'asseoir auprès d'elle pour la tenir, me saisit les deux mains ; au lieu de la tenir c'est elle qui me tient, en gesticulant sans cesse, tantôt debout, tantôt assise, tantôt sur sa chaise, tantôt sur mes genoux, ne veut voir que moi, rebute M. Niox, qui est assis comme moi auprès d'elle ; ses mouvemens sont inexprimables, on n'entend que sa voix, elle crache sans cesse, et jamais sur nous; toujours elle me tient les deux mains; deux heures se passent ainsi. Des raisons me forcent de sortir : M. Réjou prend ma place un instant, il ne peut en être maître; on la met au lit, avec le gilet de force, attaché au dossier.

La Combaud est triste, morne, abattue, calme, cherche les coins les plus obscurs, mange encore, ne peut boire, pousse de grands soupirs.

Les autres sont passablement; une pustule ce matin à la jeune Combaud; une pustule cristalline à son père.

Huit heures, la petite Aimard est furieuse, crache avec violence, vomit avec de grands efforts, jure horriblement, fait des menaces; sa figure inspire la terreur; son bonnet est tombé; les bandes, les compresses sont défaites, toutes ses plaies sont à découvert; cependant tout avait été cousu avec précaution. Elle jette ses pieds hors du lit; on les attache.

La Combaud est dans un calme entrecoupé de frissonnemens; à neuf heures l'accès redouble; elle crache, vomit.

Vingtième jour, 31 octobre.

La nuit, à deux heures, est morte la petite Aimard, dans les convulsions de la fureur, vomissant, crachant, écumant beaucoup, sans menacer de mordre.

L'accès de la Combaud augmente sans cesse;

à trois heures nous la portons à l'infirmerie, après en avoir ôté le cadavre ; elle vomit et crache continuellement ; elle demande que je lui ouvre le nez, pour mieux respirer. Son agitation est extrême, sans juremens. Le pouls faiblit. Pour la porter à l'infirmerie, sans que les autres s'en aperçoivent, nous la sortons par la fenêtre. C'est la plus robuste de tout l'hôpital. MM. Niox et Réjou m'assistent ; je fais sortir les Sœurs et les femmes de service, pour leur éviter ce spectacle. Trois des gardes sont postés à la fenêtre, en dehors, un est avec nous trois. On lui met le gilet de force. Tout bien disposé, nous l'enlevons avec tant d'accord que, dans l'instant, elle est passée par la fenêtre et portée à l'infirmerie ; à peine s'en est-elle aperçue. MM. Niox et Réjou m'ont parfaitement secondé. Tout s'est passé à la faveur de la nuit.

A deux heures de l'après-midi, pleine connaissance, vomissement perpétuel, tête nue, plaies découvertes, bandages défaits, quoique tout fût bien cousu. Elle meurt dans une agitation difficile à exprimer, écumant beaucoup. Sans fureur, sans envie de mordre. Chez elle les redoublemens ont été moins sensibles qu'à la petite Aimard.

Une pustule à Georget. Tous sont tristes, mornes, rêveurs.

Cette nuit ont été faits les enterremens, d'après l'ordre de M. le Sous-Préfet.

Vingt-unième jour , 1er novémbre.

Ce matin tout est oublié ; les malades sont bien ; belles plaies , point de pustules ; ils demandent , pour leur tranquillité , d'interdire l'hôpital à leurs parens qui les fatiguent par leurs lamentations.

La journée est belle , chaude ; tous sont à la promenade , et rentrent avec le mal de tête , effet du soleil. A huit heures du soir tous sont mieux.

Vingt-deuxième jour , 2 novembre.

Point de pustules. Tous bien. A la promenade. Bon appétit.

Aimard l'aînée a une légère douleur à la racine des cheveux, à huit heures du soir.

Vingt-troisième jour , 3 novembre.

Point de pustules. La fille Aimard est mieux. Le soir tous bien.

Vingt-quatrième jour , 4 novembre.

De mieux en mieux. Point de pustules.

Bonniot a toujours vaqué à ses travaux ordinaires.

Vingt-cinquième jour , 5 novembre.

Point de pustules ; assez bien tous, à la réserve de la Combaud qui a, ce matin , une forte fièvre.

Huit heures du soir, elle a peine à boire.

Vingt-sixième jour , 6 novembre.

A quatre heures, la Combaud est agitée, l'air

ne lui fait rien ; la boisson fait une forte impression ; elle n'en peut prendre.

A huit heures, calme, mange, ne peut boire.

M. le Sous-Préfet arrive, y passe la journée, et m'accorde deux jours de relâche.

Le père Combaud et autres sont bien ; point de pustules.

A midi, les liquides et l'air font une vive sensation sur la Combaud. A huit heures elle est transférée à l'infirmerie.

Vingt-septième jour, 7 novembre.

A une heure et demie du matin, elle expire, l'écume à la bouche, dans le calme de l'hydrophobie la plus douce. Elle emploie ses derniers momens à faire à son frère, assis à côté de son lit, les plus sages recommandations, quoique bien pénétrée de son état.

M. le Sous-Préfet part. M. Métayer y couche deux nuits.

Le petit Combaud a eu une indigestion cette nuit ; la fille Aimard la fièvre, avec insomnie.

Point de pustules.

Le petit Combaud encore indisposé, salive beaucoup.

Vingt-huitième jour, 8 novembre.

Bonne nuit, bon sommeil, point de pustules. Bonne journée ; mieux.

M. Clémot est venu les voir, en augure bien.

Vingt-neuvième jour, 9 novembre.

Tout va parfaitement; point de pustules. Le père Combaud souffre de son bras, habitué à un exutoire, supprimé par cet événement.

Trentième jour, 10 novembre.

Très-bien; point de pustules. La main et l'œil du petit Combaud guérissent.

Trente-unième jour, 11 novembre.

Plus de pustules. Tous en promenade; gaieté, appétit, vont chercher de la salade.

Trente-deuxième jour, 12 novembre.

Les plaies veulent se cicatriser, nous les animons avec les mouches, avec de l'eau-de-vie camphrée, avec la pierre à cautère. Un digestif de styrax et de baume d'Arcéus est employé, depuis quelques jours, pour les pansemens : quelques feuilles de choux sont appliquées pour rafraîchir les plaies.

Un cautère est mis au vieux Combaud, à la place de l'ancien.

Trente-troisième jour, 13 novembre.

Nos espérances se soutiennent; aucun changement.

Trente-quatrième jour, 14 novembre.

Une pustule sur la langue du père Aimard; c'est la première; toutes étaient dessous. Le petit Combaud indisposé.

Trente-cinquième jour, 15 novembre.

Le petit Combaud a mal dormi; un peu de fièvre ; pansé comme à l'ordinaire. Georget, indisposé, a sué toute la nuit; plaies superbes, sans douleur.

Le soir, Georget est mieux; le petit Combaud a une forte fièvre; pansé à la chandelle, sans impression; très-belles plaies, sans douleur; ne boit ni ne mange.

Trente-sixième jour, 16 novembre.

Le petit Combaud est toujours malade, ne prend rien, n'a aucune douleur, ne salive ni ne crache, est accablé, sans tristesse. Les autres sont bien. Quatre heures, le petit est plus mal; légère impression de l'air et des liquides.

A six heures, il meurt agité, convulsé; sans cracher, ni saliver, ni vomir, ni parler; à peine le moindre soupçon d'hydrophobie.

Trente-septième jour, 17 novembre.

Nos pauvres malades sont à merveille. Plus de pustules.

Trente-huitième jour, 18 novembre.

Les plaies guérissent; celles du père Aimard et de sa fille seront les dernières. Les pustules ne paraissent plus.

Plusieurs brebis de Combaud, mortes de la

rage, se jetaient à mordre tout ce qu'elles rencontraient.

Trente-neuvième jour, 19 novembre.

Tous sont bien.

Quarantième jour.

Les dames Valon et Martin offrent de panser
Aimard et sa fille.

M. le Sous-Préfet est venu, avec MM. Métayer
et Viauld, reconnaître l'état des malades ; ils
les déclarent propres à rentrer dans leurs foyers.

Quarante-unième jour.

Les malades partent, comblés des nouveaux
bienfaits de M. le Sous-Préfet.

La femme Burseau, soignée par M. Renaudin,
a succombé à l'hydrophobie le dix-huitième
jour après l'accident, à huit heures du soir.

Boniot, Georget, Combaud, Aimard, sont
à merveille ; Marie-Anne Aimard, dont le crâne
a été mis à découvert par de longues et profondes
blessures, est parfaitement ; ses plaies ne sont
pas cicatrisées.

Deux autres brebis et le cochon de Combaud
ont été abattus, pour cause de rage.

Je ne m'occuperai pas de peindre l'état de
chaque hydrophobe : ce regard menaçant de
Brassaud ; ces yeux saillans et tout de feu ; toute
sa personne en convulsion ; ces élans si prompts,
si violens qui le représentent toujours prêt à

s'échapper hors de son lit; cette parole hardie, brusque, qu'il semble arracher , à grand'peine, du fond des entrailles ; cet ensemble farouche qui menace et saisit tous les assistans ; ces gestes, ces secousses générales qui ébranlent tous ses membres et se succèdent sans cesse; enfin ce désordre universel que la plume ne saura jamais rendre.

Tel est, et même pire, le tableau déchirant de la plus jeune Aimard ; sa fin est annoncée par des juremens que la violence du mal peut seule lui faire inventer; sa tranquillité naturelle nous faisait présager un avenir bien moins fâcheux.

Que dire de l'infortunée Combaud aînée, qui va donner à sa famille le signal de tous ses malheurs ! Sa fin déplorable a néanmoins quelque chose de moins furieux que les précédentes.

Sa sœur , victime de l'hydrophobie la plus douce, a employé ses derniers momens à représenter à son frère , assis auprès de son lit, que la mort de toutes ses sœurs plongerait dans le désespoir leur pauvre mère , qu'il ferait bien de se marier, et de prendre une femme douce et complaisante, qui la consolerait; cette morale, bien digne d'un meilleur sort, n'a fini qu'avec la vie.

Son petit frère a succombé à une hydrophobie qui, dans tout autre circonstance, n'en aurait pas même eu le nom. Le temps a-t-il pu affaiblir un virus si redoutable?

Tous ont eu, jusqu'à la fin, la connaissance de leur déplorable position , et m'ont témoigné une amitié , une confiance, une soumission qui m'ont permis de les traiter avec la plus grande sécurité , et de les aborder en tout temps, comme mes propres enfans.

Brassaud était vif, bouillant; la jeune Aimard, triste, douce; la Combaud aînée, active, honnête; sa sœur, délicate, fort douce ; le petit Combaud enjoué, entreprenant , hardi.

Les pères Aimard et Combaud, vieillards d'un vrai mérite, blessés à la défense de leurs enfans, survivent à tous ces désastres, dont ils ont été témoins avec Georget, Boniot, Aimard aînée; leur imagination a été bouleversée par les plus rudes épreuves, sans produire aucun effet fâcheux.

RÉSULTATS.

INVASION DE L'HYDROPHOBIE.	MORTS.	OBSERVATIONS.
La femme BOURSAUD. 14ᵉ jour au soir. 18ᵉ jour.		Les plus blessés, situés à quatre lieues l'un de l'autre ; sans aucune communication.
BRASSAUD. . . . . . . 15ᵉ j. à 1 h. du m. 17ᵉ		
La jeune AIMARD. . . 16ᵉ	20ᵉ	Les plus blessés, après les précédens, à l'hôpital, situé à une lieue de Brassaud, à quatre de la Boursaud; sans aucune communication avec ceux-ci.
La COMBAUD aînée. . 17ᵉ	20ᵉ	
La jeune COMBAUD. . 25ᵉ	27ᵉ	Moins blessée, à l'hôpital.
La femme GAUTIER. . 30ᵉ	33ᵉ	Très-peu blessée. Du Gua, à demi-lieue de Monbrunaud; quatre lieues des autres.
La fille GEAY 31ᵉ	34ᵉ	Retirée à Saint-Syphorien; isolée de tous les autres.
Le petit COMBAUD . . 34ᵉ	36ᵉ	Très-blessé, à l'hôpital.
MESNARD 55ᵉ	59ᵉ	Du Gua.

De mes dix blessés, cinq l'étaient à la figure ;

Quatre au bras ;

Une à la tête.

Tous mes blessés à la figure sont morts.

Aucun des autres n'est mort.

De tous mes blessés à la figure, aucun n'était susceptible d'une cautérisation complète. — Voyez le *Rapport des blessures.*

Des six blessés de M. Renaudin, trois l'étaient à la figure;

Deux au bras;

Une au bras et à la jambe.

Tous les blessés à la figure sont morts.

Une, non blessée à la figure, est morte.

De ces trois blessés à la figure, deux étaient susceptibles de la cautérisation la plus prompte, la plus facile, la plus complète.

Il n'y avait, pour la troisième, ni cautérisation, ni guérison. — Voyez *Rapport des blessures.*

Même événement arriva à Saint-Porchaire, il y a quarante-deux ans ; dix-huit furent mordus, il en mourut dix-sept. L'administration ne s'occupa nullement de leur procurer des secours.

Inspection des langues.

Matin et soir se fait l'inspection des langues ; la main droite, armée d'une 'spatule, visite la langue ; la main gauche, armée d'une pince, maintient les lèvres, et très-souvent il faut les entr'ouvrir et les maintenir avec les doigts nus : la spatule et la pince d'argent sont passées à l'eau bouillante à chaque malade, et ne servent nullement aux pansemens ; ils se gargarisent à l'eau auparavant.

L'inspection de Brassaud est très-difficile, par la volubilité de sa langue ; son père essaie en vain de la maintenir avec les mains. Je lui fais prendre un miroir, dans lequel il voit sa langue et la fixe plus facilement.

Jamais on ne met rien entre les dents ; jamais les mains ne sont garnies, ce qu'iles inquièterait.

Observations sur les pustules.

Des pustules paraissent réellement sous la langue, des deux côtés et au bout, à l'époque désignée pour le développement du virus hydrophobique, et disparaissent vers le trentième jour.

Les deux pustules, découvertes sur les bords de la plaie de la Combaud, sont les seules hors la langue. Une seule au père Aimard a paru sur la langue, à droite.

Trois ont été cristallines ; toutes les autres,

opaques , contenaient une humeur blanche, pu-
rulente , gluante ; une seule s'est ouverte avant la
cautérisation , et a donné plus d'humeur qu'elle
n'en paraissait contenir.

La tisane n'a été alcalisée que deux ou trois
jours , excepté à la Voselle , et tous ont eu des
pustules au même temps. Ce n'est pas le genet
qui les produit , puisqu'elles ont disparu pendant
son usage bien soutenu ; on ne peut pas les con-
fondre avec les aphtes , qui viennent indifférem-
ment sur toutes les parties de la bouche. Elles
étaient sans douleur, sans la moindre sensibilité ;
la fille Aimard est la seule qui nous a dit , une
seule fois , se douter qu'elle en avait une.

La localité ne m'a pas permis d'inoculer l'humeur des pustules aux animaux , comme je l'aurais désiré.

Ces pustules sont rondes , rarement allongées,
presque jamais saillantes. C'est plutôt une pelli-
cule blanchâtre, qui recouvre l'humeur contenue
dans un point de la langue. Du matin au soir, il
en paraît qui présentent la même maturité. On a
observé qu'aux blessés, elles affectaient le côté de
la langue qui correspondait aux morsures , tels
qu'à Georget , au père Combaud, au père Aimard.

Aussitôt découvertes , elles ont été cautérisées
sans délai , et de suite le gargarisme avec la tisane. Elles se développaient subitement d'un pansement à l'autre : une dessiccation complète a tou-

jours suivi la cautérisation : il n'y a jamais eu de suppuration.

Elles sont de la forme et grandeur d'une lentille, d'un blanc brun; la couleur n'a jamais varié. Les deux pustules externes de la Combaud ont desséché, sans subir aucun développement.

Symptômes de l'hydrophobie.

Premier jour. Le malade devient triste, rêveur, fuit la promenade, cherche l'obscurité, cesse de boire, les plaies sont sensibles; fièvre.

Deuxième jour. Yeux vifs, hagards, perçans, parole brusque, salivation, crachats lancés avec force, vomissement, horreur de l'air, de tout liquide, de la lumière, d'un miroir; mouvemens convulsifs perpétuels, étrange agitation.

Troisième jour. Tous ces symptômes sont portés à l'excès. Quelques malades deviennent furieux et meurent tels; d'autres restent calmes d'esprit, malgré que le mal affreux les tourmente, les agite, les secoue dans tous les membres, jusqu'à la mort.

Tous ne parviennent pas au troisième jour. Dans l'intervalle des accès, il y a une espèce de calme; le malade mange, veut boire et ne le peut; s'il avale une cuillerée, c'est avec une horreur qui lui interdit la seconde, et avec des efforts incroyables.

Aucun de nos malades n'a voulu mordre, ni frapper ; la petite Aimard est la seule dont les juremens et les menaces étaient effrayans. Tous écumaient, excepté le petit Combaud.

Leur langue n'a rien offert de remarquable dans le cours de l'hydrophobie.

Traitement de la morsure des animaux enragés.

Quelque avantage qu'on puisse jamais espérer du traitement russe, il faut bien se pénétrer de cette vérité, que le virus ne peut se porter à la langue que par l'absorption, et qu'un virus de cette nature, ne peut filtrer ainsi dans l'intérieur de l'homme, sans compromettre son existence.

Je suis loin de disputer au genet ses propriétés anti-hydrophobiques, et de mépriser l'inspection et la cautérisation des pustules ; un autre, plus heureux que moi, pourra en tirer meilleur parti, je le crois même possible. Il est certain que l'état déplorable de la plupart de nos malades était tellement désespéré, que le traitement le plus infaillible aurait pu échouer, et peut-être cette méthode a-t-elle conservé la vie aux blessés qui nous restent.

S'il est hors de doute que pour plusieurs l'inspection des langues est impossible, et par cela même nulle, comme la jeune Aim rd et la Combaud ; et pour d'autres très-difficile, c mme Brassaud. S'il est également hors de doute qu'une pustule peut s'ouvrir avec une facilité inconcevable, comme chez Brassaud, et entraîner de grands dangers, qui peut répondre que le frottement inévitable de la langue contre les dents, ou la mastication d'un aliment dur, comme la croûte de pain, ne produiront pas, malgré la surveillance la plus active, la rupture de quelques pustules!

La cautérisation, outre l'avantage de détruire le virus et d'en empêcher l'absorption, a encore celui de rassurer les blessés contre l'avenir, ce qui est bien essentiel, comme nous le prouve l'exemple du Gua. Lorsque plusieurs d'entre eux eurent succombé à l'hydrophobie, Mrs de Bluchard et Hervé, inquiets de n'avoir pas été cautérisés, furent à la Rochelle, consulter un brasseur, qui leur donna son spécifique, ce que leur officier de santé dit avoir été *fort heureux pour eux.*

D'ailleurs ces blessés, avertis par de faux amis, recherchent les Traités de Rage, et y trouvent de nouveaux motifs d'inquiétude. La cautérisation obvie à tous ces inconvéniens, comme le prouvent les cinq blessés de Burlay, qui retournent chez eux gaîment, reprennent leurs travaux ordinaires, vivent dans la plus grande sécurité, malgré que le sieur Douville, toujours ingénieux à les inquiéter, va méchamment dire à la femme Combaud, qu'elle se garde bien de coucher avec son mari. De suite, le vieux Combaud, tout effrayé, vient m'en prévenir. Je rétablis le calme et la sécurité dans sa maison, et avertis tous les autres de se tenir en garde contre les conseils perfides du sieur Douville, dont cette contrée est heureusement délivrée.

Qu'on se pénètre donc bien de cette vérité incontestable, que le seul moyen d'éviter tous ces inconvéniens, c'est de détruire le virus avant l'absorption, que c'est là le véritable antidote, le spécifique infaillible et unique.

D'après ces considérations, tirées de l'évidence même, nous sommes forcés de convenir que,

La cautérisation des plaies est le seul préservatif, et par conséquent indispensable,

Puisque ce moyen a des avantages qu'aucune personne sensée ne se permettra jamais de lui contester, il est essentiel de l'employer avec méthode, pour lui assurer tout le succès dont il est susceptible.

Précautions indispensables à une bonne cautérisation.

Laver toute partie teinte de sang.

Raser les cheveux qui peuvent cacher des plaies ou receler de l'écume.

Examiner tout le corps, pour ne laisser aucune plaie inconnue.

Cet examen est d'autant plus essentiel, que tout le monde conviendra qu'en sortant d'un combat, tels que ceux qui nous occupent, tout malade, extraordinairement saisi, sent à peine ses larges blessures, et ne se doute pas des petites ; le médecin y veillera exactement. Ici la mort est attachée à la plus petite comme à la plus grande plaie.

Toutes les plaies bien reconnues, seront sondées dans leur profondeur, direction, sinuosités, excavations, autant que la partie blessée le permet.

Le médecin se munira de plusieurs aiguilles de fer rond, de dix pouces de longueur au moins, bien pointues, de la grosseur de la dent de l'animal, pour les blessures profondes ; un fer quelconque est bon pour les autres.

Pour être sûr de la guérison, il faut que la cautérisation frappe rigoureusement toute partie blessée.

Cette cruelle opération doit se faire avec adresse, ménagement, promptitude ; il faut continuellement agiter l'aiguille dans la plaie, autrement la chair s'adapte au fer, quoique rouge, et il est très-difficile de le tirer.

Les aiguilles seront le plus rouges qu'il est possible ; le médecin s'assurera des personnes nécessaires pour tous les détails de l'opération.

Toute plaie sera cautérisée au fer rouge, si c'est possible, même à la figure et à la tête.

Les caustiques liquides excitent une forte crispation aux lèvres de la plaie, et s'en ferment eux-mêmes l'entrée.

La cautérisation la plus prompte est la meilleure ; tardive, elle est encore le plus sûr moyen ;

qu'elle soit exacte, la plus légère omission peut être mortelle.

Les pustules méritent toute l'attention des médecins. L'expérience a besoin de prononcer sur la tisane de genet.

Dans la nuit du 21 octobre, M. le Sous-Préfet m'envoya, par voie extraordinaire, des fleurs de genet, et une copie manuscrite du traitement russe, qui lui était adressée par M. le Préfet, avec ordre de l'employer pendant six semaines. Je répondis que c'était le traitement adopté dès le premier jour, que rien ne m'en ferait départir.

Le genet n'étant pas en fleur, j'ai employé les sommités fraîches, auxquelles j'ai ajouté la fleur desséchée que M. le Sous-Préfet m'a fait parvenir en abondance.

Observation sur les spécifiques.

Qu'ils soient voués au plus souverain mépris, tous ces spécifiques dont la composition monstrueuse prouve assez qu'ils sont le fruit de la plus crasse ignorance, qu'ils sont plus propres à accélérer le mal qu'à le guérir, à telle époque de la maladie qu'ils soient donnés. Ils ne connaissent l'hydrophobie que de nom, ceux qui prétendent lui en faire boire un et deux verres. Pour s'en convaincre, qu'ils méditent les paroles du courageux Brassaud, ou qu'ils viennent une seule fois présenter eux-mêmes la coupe fatale aux hydrophobes. Pourquoi préparer pour ces malheureux une tisane que l'homme le plus altéré ne saura jamais boire? Je trouve bien plus à propos de condamner à la boire tous ceux qui en font tant d'éloges; c'est le véritable moyen de leur faire apprécier le mérite de leurs belles découvertes.

Je crois devoir rapporter ici les deux faits suivans, comme contemporains, et parfaitement adaptés à la circonstance.

Au village des Rollands, commune de Nieul, près Saintes, une folle, dans un accès de fureur, mordit au bras une nommée Revilé, mère de plusieurs enfans. Cette femme, transportée de frayeur, se croit enragée. Elle tombe dans des accès qui font craindre les suites les plus funestes. Avec le temps et les soins tout disparaît. Six mois après arrive le triste événement de Burlay; bientôt la femme Revilé en est instruite; son imagination travaille; la tête se perd; elle se dit enragée; tout paraît désespéré. Elle ne veut pour médecin que moi, défend d'en appeler d'autres, malgré qu'on lui dise que je ne puis quitter Burlay. Après ma quarantaine terminée, son état étant toujours le même, on m'appelle pour la traiter. Les bains, les calmans de toute espèce, beaucoup de consolations, ont rétabli cette prétendue hydrophobie, dont elle n'a pas eu le moindre symptôme. Elle vit dans le même village que la folle, vivante aussi. Je laisse à d'autres de se faire un mérite de guérir ces hydrophobies, jactance assez commune.

Avis aux amateurs de chiens.

Madame Cousin, de Saintes, femme d'un conducteur de messageries, avait deux chiens qu'elle aimait beaucoup. Une nuit son mari, ayant ouvert sa porte, les laissa sortir. Un instant après un chien enragé les bat. Madame Cousin, réveillée par leurs cris, va ouvrir la porte pour les faire entrer, et est mordue au pouce de la main gauche par le chien étranger. Le jour arrivé, un des chiens, ensanglanté et mordu à plusieurs endroits, est tué : l'autre est épargné ; c'était un petit carlin bien chéri. Madame Cousin se fait cautériser le pouce, tant bien que mal, par un forgeron voisin, et s'endort sur son sort. Peu de temps après, madame Pichon, sa locataire, demande qu'on tue le petit carlin qui s'est jeté à elle et lui a déchiré son soulier. Madame Cousin défend la cause de son petit favori, et dit à la servante de l'attacher. Celle-ci s'en méfie. Alors madame Cousin veut attacher son chien, et en est mordue au même pouce. Le mari survient et le fait tuer, sur le rapport de madame Pichon. Madame Cousin est loin de se méfier de la morsure d'un petit animal, si tendrement aimé ; elle ne s'en occupe nullement. Au bout de quelques jours sa santé se dérange, un médecin est appelé, l'hydrophobie est constatée, tout traitement est inutile; elle succombe. Ce triste événement est arrivé peu avant celui de Burlay.

Réponses aux questions adressées par plusieurs Médecins.

PREMIÈRE QUESTION.

Quel effet a produit la cautérisation de Combaud père sur les mouvemens du bras ?

Ils ont été fort gênés par un bourlet squirrheux, que le temps a totalement dissipé. Tout est dans l'état naturel.

DEUXIÈME QUESTION.

L'autopsie du loup a-t-elle eu lieu ; offrait-elle quelque chose de remarquable ?

Le loup, grand , d'un gris blanc , naturel du pays, avait une plaie qui paraissait peu ancienne, et se dirigeait de la partie moyenne droite du cou sur l'épaule gauche. Ses gencives étaient belles, sa langue un peu sèche. On a remarqué une entérite bien prononcée. L'estomac sain, contenait des portions de peau de brebis et une oreille d'agneau.

TROISIÈME QUESTION.

Les blessés étaient-ils à portée de communiquer ensemble , au point que ce

Brassaud est resté à la Voselle, la femme Boursaud à Monbrunaud , à quatre lieues l'un de *voisinage ait pu produire de fâcheuses impressions ?* l'autre ; sans aucune communi‑ cation. L'hôpital était à quatre lieues de Monbrunaud et ¦une de la Voselle.

MM. de Bruchard, Hervé , Mesnard , la femme Gautier étaient au Gua , à demi-lieue de Monbrunaud, quatre de la Voselle et de l'hôpital. La fille Geay, par précaution , s'était retirée chez ses parens , dans un lieu isolé.

QUATRIÈME QUESTION.

Le nombre des pustules rapportées dans votre journal complète-t-il la totalité des pustules de tous ?

Le nombre et l'ordre des pustules sont de rigueur.

Brassaud en a-t-il eu six , la jeune Combaud trois ?

Si le Docteur avait mieux observé, il aurait compté à Brassaud sept pustules , à la jeune Combaud quatre.

Les pustules externes étaient-elles de même nature que les internes ?

Il a été impossible de faire la moindre observation sur les pustules observées sur les bords de la plaie de la Combaud aînée; elle s'y est opposée de la manière la plus violente. Elles offraient les mêmes apparences que celles de la langue.

CINQUIÈME QUESTION.

La cautérisation pouvait-elle offrir quelque avantage

Par la cautérisation ils ont conçu les plus belles espéran-

à Brassaud, à la Combaud aînée ?

ces , banni toute crainte.

Et s'ils n'eussent été cautérisés comme les autres, ils n'auraient pas manqué de se croire voués à une mort inévitable, et de s'abandonner au désespoir. Avant mon arrivée , le père Combaud , peu satisfait de la cautérisation superficielle de M. Douville , proposait à sa femme de faire venir un médecin.

SIXIÈME QUESTION.

La rage communiquée des bêtes à laine m'ayant toujours paru fort douteuse, j'aurais bien désiré quelques renseignemens sur le troupeau de Combaud.

Aussitôt l'événement, il fut mis sous la surveillance du Maire, par M. le Sous-Préfet, avec ordre de compter les brebis; de leur désigner un local isolé pour paître , et de n'en pas perdre une seule de vue.

Le dix-huit novembre, M. le Maire vint lui-même à Burlay , me prévenir que deux brebis de Combaud, paraissant malades , avaient été renfermées et pourvues de fourrages ; qu'elles rongeaient tout ce qu'elles rencontraient, jusqu'aux râteliers et aux pierres du toit. Je m'y rendis de suite avec lui. Elles venaient d'expirer d'elles-mêmes le troisième jour qu'elles étaient renfermées.

Le 13 décembre , deux autres brebis ont été abattues, et le cochon mort de lui-même.

Le 16 dudit, deux moutons sont morts et deux autres ont été abattus.

Tous ont donné des signes non équivoques de la rage la mieux prononcée.

Même événement est arrivé à Saint-Porchaire, il y a quarante-deux ans; plusieurs bœufs et chevaux furent abattus avec tous les symptômes de la rage.

Depuis mon journal il m'est parvenu, de toutes parts, des faits parfaitement analogues sur la rage communiquée des bœufs, cochons, brebis, etc. Quelque positifs qu'ils paraissent, je me suis fait une loi de ne pas sortir de ma sphère.

SEPTIÈME QUESTION.

L'hydrophobie est-elle l'effet d'une imagination exaltée; l'existence d'un virus est-elle douteuse?

Comme Dioscoride, je ne crois pas à l'inoculation de la rage, mais je ne dois rien négliger de tout ce qui peut m'éclairer à cet égard.

Attribuera-t-on aux écarts de l'imagination la rage bien développée qui fit abattre un troupeau entier de bœufs au château de Saint-Porchaire, il y a quarante-deux ans?

Les brebis de Combaud doivent-elles aussi à leur imagination affectée, la rage bien constatée, qui est la seule cause de leur mort?

Est-ce donc aussi pour avoir trop d'imagination, que le cochon a succombé à la rage?

Les cinq mordus survivans de l'hôpital de Burlay, témoins inconsolables de la mort de leurs propres enfans, tous porteurs d'affreuses blessures, ont donc moins d'imagination que les vils animaux!

Pourquoi la femme Revilé ne succombe-t-elle

4*

pas aux assauts réitérés de l'imagination la plus désordonnée, tandis que la femme Cousin est prise d'hydrophobie, elle qui attachait si peu d'importance à sa morsure, qu'au milieu d'une ville elle ne s'occupe même pas d'en parler à un médecin?

Madame Fa..., de Burlay, tombe dans un état alarmant au récit de cet événement, le désordre moral est au comble; pourquoi ne succombe-t-elle pas?

Aussitôt que l'hydrophobie frappe Brassaud et ses compagnons d'infortune, l'alarme est générale dans Burlay (1) et dans tous les environs; tous éprouvent les impressions les plus fâcheuses, tout est hydrophobie pour eux. Nécessairement, s'il en faut croire les rêveurs d'hydrophobie purement imaginaire, l'hydrophobie va devenir épidémique dans cette malheureuse contrée. Combien en périra-t-il? aucun.

Si le virus hydrophobique n'est qu'un rêve, pourquoi, parmi tant d'imaginations travaillées par les mêmes frayeurs, n'est-il mort que des blessés, et aucun des autres?

Pourquoi l'hydrophobie, à Burlay comme ailleurs, frappe-t-elle tous les blessés à la figure, puisque les autres, s'ils ont été cautérisés, en sont tous exempts? A la figure, les morsures se

____

(1) Bourg d'environ quarante feux.

(53)

font à nu, rien n'intercepte le virus, la cautérisation complète en est presque toujours impossible, tandis que les autres blessures, souvent
faites au travers des vêtemens, se prêtent à une
cautérisation profonde et complète, à laquelle le
virus peut difficilement se soustraire, si les vêtemens ne l'ont pas eux-mêmes intercepté.

Pourquoi l'hydrophobie ne respecte-t-elle ni le
désert de la femme Boursaud, ni l'incroyable
sang-froid de l'intrépide Brassaud, ni la retraite
de la fille Geay, ni la sécurité du courageux Mesnard, tous isolés et séparés les uns des autres :
tandis que la moitié de ces tristes victimes sort
victorieuse de cet hôpital, où tous sont en présence les uns des autres, où tous sont témoins
de cette cruelle mort, dont tous portent le germe
dans leurs nombreuses et profondes blessures,
où tous ont sans cesse sous les yeux tous les élé-
mens les plus propres à affecter l'imagination ? Et
c'est là que l'hydrophobie, toujours constante
dans son choix, s'attache aux blessures de la
figure, en fait autant de victimes, respecte toutes
les autres : faveur bien inconcevable sans doute,
s'il en faut croire les rêveurs du système imaginaire !

S'il en existe encore, de ces partisans forcenés
d'un système aussi barbare que déplorable, qu'ils
aillent dans les tombeaux du Gua consulter les
mânes de la femme Gautier, *très-légèrement at-
teinte,* victime de la plaie la plus superficielle que

l'officier de santé a refusé de cautériser; les mânes
de la fille Geay, victime de blessures que l'officier
de santé a refusé de cautériser; les mânes du
brave Mesnard, de vingt-huit ans, père de famille, qui a poursuivi si courageusement et tué
le loup, victime d'une morsure que l'officier de
santé a refusé de cautériser, malgré que le blessé
s'est présenté chez lui, et lui a expressément de-
mandé la cautérisation !

Qu'ils aillent dans les toits de Saint-Sulpice,
interroger les brebis, le cochon, qu'on a vu mordre les râteliers, les pierres même ! Supposeront-
ils à ces bêtes une imagination trop affectée ? Ces
faits sont incontestables.

S'ils ne veulent pas renoncer à ce système de
délire, qu'ils renoncent donc à traiter des blessés
que leur infernale opinion ne peut que précipiter
dans le tombeau !

Fort de son système, l'officier de santé du Gua
était loin de redouter le moindre accident, jusqu'au trentième jour que, déconcerté par l'appa-
rition de l'hydrophobie sur la femme Gautier, il
s'avisa alors de la cautériser, bien que le développement des symptômes fût une preuve non
équivoque que le travail de l'absorption était
consommé. Que penser d'une pareille cautérisation, fruit du plus insoutenable système?

Cet officier de santé demeure au Gua, tout
se passe sous ses yeux, les blessés lui sont présentés à l'instant même, il refuse de cautériser...

même ceux qui se rendent chez lui et demandent la cautérisation !...

Analyse critique de l'article du Journal de Médecine, tome 12, page 361, an 1821.

On prévient la rage, en ouvrant à temps, des pustules qui se forment sous la langue de l'homme atteint d'hydrophobie.

Si M. Salvatori entend que l'hydrophobe meurt, sans avoir la rage proprement dite, c'est-à-dire sans cette envie démesurée de mordre, nos hydrophobes nous ont donné, comme les siens, cette consolation.

Mais s'il prétend préserver de la rage et de la mort un hydrophobe bien prononcé, qu'il me permette de le nier formellement, où l'hydrophobie des frimas russes, comme l'assurent certains voyageurs, est bien moins dangereuse que celle de nos climats.

Le paysan russe ne dit pas avoir guéri quatorze hydrophobes, *c'est quatorze personnes mordues par un chien enragé.* Si les blessures étaient *nombreuses, profondes,* surtout à la *figure,* je soutiens qu'il a caché, comme le paysan de Saint-Flour, la meilleure partie de son secret.

M. Marochetti, malheureux à son premier essai, *guérit cinq ans plus tard dix-neuf hydrophobes, par la méthode du paysan de l'Ukraine.*

Si l'hydrophobie était réellement déclarée sur tous ces sujets, je soutiens qu'il n'en a pas guéri un seul; et s'il est vivant, je le prie instamment de me donner sur ce fait une explication formelle, car je pense que l'hydrophobie *communiquée*, une fois bien développée, est incurable.

J'appelle *hydrophobe* une personne frappée des symptômes de la page 40.

Si on prétend avoir guéri des hydrophobes pour avoir traité des individus mordus, qui n'ont jamais eu le moindre symptôme d'hydrophobie, c'est se faire à peu de frais une brillante réputation; il faudrait au moins donner le rapport exact des blessures, chacun pourrait apprécier le mérite de ces belles cures.

Je me suis trouvé, comme M. Marochetti, en présence d'un paysan de Saint-Flour, près Rochefort, qui, s'étant acquis une grande réputation par ses cures merveilleuses en pareil cas, avait été mandé par Brassaud. Nous arrivons au même instant, je lui demande quel est son remède? Il fait un amalgame bizarre de plantes, de sel, de vin blanc, le tout broyé ensemble, pour la boisson du malade, et applique le marc sur les plaies; il me déclare très-positivement que c'est là tout ce qu'il fait.

Aussitôt je procède à la cautérisation des plaies, en sa présence, et mon opération terminée, je lui demande ce qu'il en pense. *Votre méthode est bonne*, dit-il. — *Monsieur,* ne vaut-elle pas votre remède? — *Ne vous y trompez pas, Monsieur, je ne brûle pas comme vous, mais je râcle toutes les chairs mordues jusqu'aux os.* — Si vous traitiez ainsi Brassaud, vous nè lui laisseriez, en effet, que les os. — *Monsieur, c'est ma méthode.*

Je pars de suite pour la Marboire. Le paysan couche chez le malade, et lui dit le lendemain en partant : *Mon cher Brassaud, vous êtes heureux d'avoir eu affaire à M. Magistel, son traitement est très-bon, le mien vous aurait beaucoup plus fait souffrir.*

On découvre ici la ruse du paysan de Saint-Flour, qui se garde bien de parler de sa *râclure;* ce n'est qu'à la fin, pour ne pas paraître inférieur à un médecin, qu'il déclare tout son secret. N'en serait-il pas ainsi du paysan de l'Ukraine? Ne fait-il pas un mystère d'une partie de son traitement.

Les pustules survenues à nos blessés, prouvent-elles que la cautérisation des plaies a été insuffisante? Les guérisons sont-elles dues, en tout ou en partie au traitement russe? Sans la cautérisation, n'y aurait-il pas eu une surabondance du virus, mortelle pour tous?

Boniot doit tout à la cautérisation, et peut-être eût-elle conservé plusieurs des malades de M. Renaudin.

CONCLUSION.

La lecture de ce journal, où tous les faits sont exposés tels qu'ils se sont présentés, prouve jusqu'à l'évidence :

1° Que l'existence du virus rabique est incontestable ;

2° Que la cautérisation des plaies est le plus sûr moyen ;

3° Que le traitement russe peut avoir son mérite, mais n'est pas infaillible ;

4° Que tout spécifique, en grand lavage, est impraticable ;

5° Que tout liquide, pour être admissible, doit agir par goutte ;

6° Qu'un médicament solide est facile à administrer ;

7° Que l'usage, tout récemment vanté, des liquides par verre et par bouteille, n'est bon que pour les *hydrophobes sans hydrophobie* ;

8° Qu'il est bien imprudent, pour ne rien dire de plus, de refuser la cautérisation, surtout à ceux qui la demandent.

Je suis nanti, par écrit, de toutes les pièces justificatives de ce que j'ai avancé dans ce mémoire.

Il y a deux ans que les blessés sont sortis de l'hôpital, où ils ont resté jusqu'au quarante-unième jour. Je suis allé les voir plusieurs fois, depuis qu'ils sont dans leurs foyers; ils ont repris leurs travaux et se portent très-bien.

Marie-Anne Aimard, si maltraitée à la tête, et qui a eu les symptômes énoncés à la page 19, onzième ligne, occasionés sans doute par une cause étrangère à l'hydrophobie, a joui pendant dix-huit mois d'une santé que la gravité de ses blessures ne permettait pas d'espérer. Ses plaies ont à peine été cicatrisées en six mois. Les dames Valòn et Martin en ont eu le plus grand soin.

MM. de Bluchard et Hervé du Gua, Boniot, Georget, Combaud, Aimard de Burlay, sont vivans. La fille Aimard est morte dans le mois de mai dernier, d'un mal de gorge, qui a donné lieu à un abcès au larynx, comme l'a démontré l'autopsie faite en public.

MM. Métayer, Viaud, Clémot ont visité les malades très-souvent, et avec un zèle infatigable.

M. Massiou a partagé toutes mes courses, tous mes travaux, avec une assiduité qui ne laisse rien à désirer.

M. Réjou a bien voulu, sur ma demande, s'associer à nous, et s'est parfaitement conduit dans toutes les circonstances.

Les Sœurs de l'hospice civil de Saintes, la Supérieure à leur tête, ont été inébranlables dans les circonstances les plus orageuses, et ont mis, par leurs bons soins, le comble à nos vœux et à ceux des malades.

L'hôpital a été abondamment pourvu de linge,

charpie, etc., par les dames Fragnaud, Decoubland, Fouré, et autres.

MM. les Maires Allard, Fragnaud, Herbaud, Quéré, ont pourvu à la sûreté, et généralement à tous les besoins de notre hôpital, avec un empressement qui mérite les plus grands éloges.

M. le Sous-Préfet a visité et secouru à domicile tous les blessés, a payé de sa personne dans toutes les circonstances périlleuses, a porté lui-même des paroles de bonté et de consolation aux victimes tourmentées par les convulsions de l'hydrophobie, a encouragé ces malheureux pères, que la mort de tant d'enfans plongeait dans le désespoir, et a contribué, par ses soins paternels, à préserver de ce fléau redoutable plusieurs victimes, recommandables par leur dévouement généreux, autant que par leurs malheurs.

3 Novembre 1824.

L'Auteur se fait un devoir de reconnaître, qu'à titre d'encouragement, il a reçu de S. M. Louis XVIII, par S. Exc. le Ministre de l'Intérieur, une médaille d'or, dont la légende indique les soins qu'il a donnés aux blessés.

OBSERVATIONS

SUR LES JURYS DE MÉDECINE,

Tirées du parallèle des institutions judiciaires et médicales de la France.

Un accusé est-il prévenu du crime le plus grave, d'infanticide, de parricide, de régicide ; ce crime a-t-il été commis dans les lieux les plus publics, en présence de mille témoins, avec toutes les circonstances de la culpabilité la plus évidente : n'importe, la loi entoure cet accusé de la sauvegarde la plus imposante. Les premiers magistrats du royaume, ou les personnages les plus marquans d'un département sont désignés pour former un jury, des juges sont choisis pour former une Cour extraordinaire : telle est la formation du tribunal ordonné par la loi. L'accusé comparaît-il devant cet appareil de magistrats respectables : la loi l'autorise à se choisir un ou plusieurs défenseurs les plus célèbres. Ne peut-il s'en procurer : la loi lui en désigne un. Les témoins à charge sont-ils entendus : la loi l'autorise à les combattre par des témoins à décharge. La forme de la procédure est déterminée par la loi ; la forme est-elle violée : c'est à l'avantage de l'accusé.

La condamnation est-elle prononcée : la personne du condamné est encore sacrée, la loi lui accorde le droit d'appel devant une Cour suprême, composée de magistrats les plus éclairés, les plus intègres.

L'arrêt fatal est-il confirmé : toujours le coupable est sous la sauvegarde de la loi, personne ne peut attenter à sa vie. Quelle que puisse être l'énormité de son crime, la loi est toujours là qui le protége ; la mesure de son crime n'est point la mesure de son supplice, la loi le favorise toujours, et lui assure la mort la plus douce.

Tel est le sort des plus grands coupables en France.

Examinons maintenant ce que va faire la loi pour protéger l'honnête homme, le paisible et précieux cultivateur, le magistrat, le héros, tous voués à la prospérité, à la stabilité, à la défense du trône.

Qu'un d'eux tombe malade, la loi désigne des officiers de santé pour le traiter ; eux seuls sont autorisés à entourer son lit, et à le protéger contre les assauts des plus redoutables maladies.

Cette loi, qui vient d'entourer les plus grands coupables de tout ce qui peut faire triompher leur cause, qui favorise les condamnés jusqu'au tombeau, va sans doute déployer bien plus de moyens encore pour protéger l'élite des citoyens. Sa surveillance, toujours active, ne souffrira pas qu'on puisse jamais lui reprocher d'avoir sacrifié à une mort prématurée ceux qui ont les droits

les plus sacrés à sa protection. Souffrira-t-elle
que le lit de douleur, et le plus souvent de misère,
où reposent le mérite et l'innocence, soit aban-
donné à un seul individu, elle qui entoure de
tant de magistrats illustres le banc qui frémit de
porter tout ce que le crime a de plus infâme !

Quoi ! un seul individu sera investi par la loi du
droit de vie et de mort sur les hommes les plus
recommandables de la société, tandis que cette
même loi ne donne ce droit sur les plus infâmes
scélérats, qu'à une réunion imposante des magistrats les plus éclairés ; encore même le Roi
a-t-il la liberté d'accorder la grâce !

Quels moyens extraordinaires va donc employer cette loi, pour imprimer à cet homme un
caractère digne d'une fonction si auguste et en
même temps si redoutable ! Qu'elle se pénètre bien
de cette terrible vérité, que ce droit de vie et de
mort est *sans appel*, qu'il peut, au même instant,
décider à la fois du sort de la mère la plus pré-
cieuse et de l'enfant le plus désiré, et par là
saper la société dans tout ce qu'elle a de plus
cher.

Sur tous les points de la France se trouvent de
célèbres écoles de droit pour former des juris-
consultes. Là s'instruisent, là se reçoivent tous
les sujets qui vont devenir autant de magistrats ;
de cette source va jaillir ce torrent de lumières
qui se répand dans tous les tribunaux de justice ;

et cette source, si féconde en grands hommes, n'est souillée par aucune autre qui puisse en alté-rer la pureté. Quelle ressource pour un accusé! Combien de coupables lui doivent la vie, dont ils ne sont pas dignes de jouir!

L'art de guérir possède aussi des institutions pourvues des professeurs les plus habiles et les plus propres à former des élèves dignes de toute la confiance publique. L'enseignement s'y fait dans les meilleures formes, et avec un zèle qui ne laisse rien à désirer. Des cours de toute espèce donnent la connaissance la plus parfaite de l'homme en santé et de l'homme en maladie, enseignent tous les moyens de lui conserver les avantages de l'une, et de le préserver contre les atteintes de l'autre. Des cours, non moins suivis et non moins perfectionnés, forment la jeunesse à l'art de conserver la vie à cette tendre mère, qui va la donner, et de conserver la frêle existence de cet enfant précieux, destiné à lui procurer les jouis-sances les plus pures, et seules capables de lui faire oublier les peines d'une longue et pénible grossesse, et les douleurs presque inséparables de l'enfantement.

Ces institutions mères sont en petit nombre; on y a suppléé par des écoles secondaires, que je suis loin de déprécier, mais qui ne doivent être regardées que comme préparatoires, et dont les élèves ont le plus grand besoin de se perfectionner dans les institutions mères, seules capables de fournir à la société des sujets dignes de sa confiance : là doivent se faire les épreuves, là doivent se faire les réceptions de tous les élèves qui se consacrent à l'art de guérir.

Jusqu'ici les écoles de jurisprudence et de médecine marchent de pair ; la société trouve des défenseurs égaux dans tous ses besoins, des protecteurs contre tous les dangers qui la menacent. Si la loi veut être juste, et mériter le beau titre de protectrice, elle ne peut franchir cette marche sage et uniforme. La jurisprudence n'a point, dans chaque département, une fabrique d'avocats ; la médecine ne doit point y avoir de fabrique d'officiers de santé. La loi ne veut pas de médiocrité pour défendre le coupable, elle ne peut pas vouloir de médiocrité pour défendre l'innocent ; elle couvre de son égide le criminel, indigne de vivre, et le protège jusqu'au tombeau ; elle doit la même faveur au brave et vertueux citoyen, bien digne de vivre. La loi refuse le droit de vie et de mort *sur les plus grands scélérats*, à la réunion la plus imposante des magistrats les plus éclairés, les plus vénérables, puisque le Roi a le droit de gracier ; et, dans une circonstance où le Roi perd sa plus belle prérogative, la loi peut-elle donner le redoutable et *irrévocable* droit de vie et de mort sur *toute la société*, à un *seul* individu dont rien n'atteste les talens ni la capacité...? Est-ce donc là la mesure de la philosophie française !....

Le crime le plus monstrueux triomphera souvent à la faveur des lois, et l'innocence aura les plus justes droits de reprocher sa mort à leur coupable indifférence !...

Les cris de tant de victimes ne parviendront-ils donc jamais au pied du trône; et un monarque si bienfaisant, dont la bonté ne connaît point de borne, sacrifiera-t-il le plus beau de ses priviléges, à une institution qui ne peut que déshonorer la France !...

Non, la loi n'aura plus à rougir d'une préférence qui met le criminel au-dessus de l'élite même de tous les citoyens, et elle détruira une institution aussi préjudiciable à la société qu'avilissante pour l'art de guérir.

———

Les personnes qui auraient des observations à me faire, sont invitées à me les adresser, *port franc*, en mon domicile à Paris, rue de la Chaussée-d'Antin, n° 26.

MAGISTEL, D. M. Accoucheur.

Imprimerie de DEMONVILLE, rue Christine, n° 2.

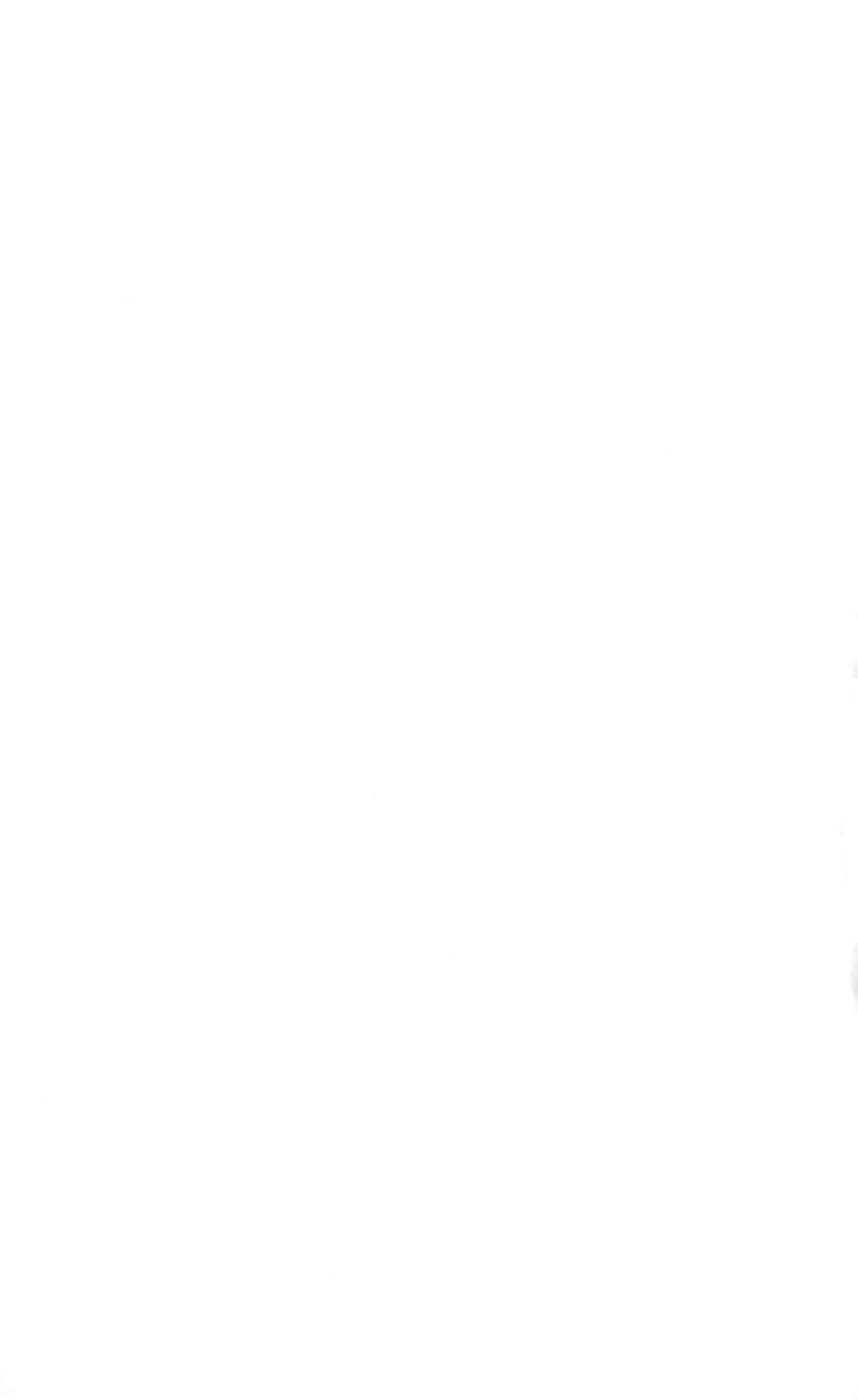